MÉMOIRE

SUR

UN NOUVEL APPAREIL

POUR GUÉRIR

LES FRACTURES DU COL DU FÉMUR

Et du corps de cet os.

PARIS. — IMPRIMERIE DE P. DUPONT ET G.-LAGUIONIE,
Hôtel-des-Fermes

MÉMOIRE

SUR

UN NOUVEL APPAREIL

POUR GUÉRIR

LES FRACTURES DU COL DU FÉMUR

ET DU CORPS DE CET OS;

SUIVI DE TROIS CAS DE GUÉRISON, ET DE QUELQUES RÉFLEXIONS SUR LA RIGIDITÉ DE L'ARTICULATION DU GENOU; ACCOMPAGNÉ DE PLANCHES EXPLICATIVES.

Lu à l'Académie Royale de Médecine,

LE 13 AVRIL 1830.

PAR L. GRESELY,

Docteur en médecine de la faculté de Paris, membre de la décoration spéciale, médecin du bureau de charité du 5e arrondissement, chirurgien-major de la 5e légion de la garde nationale parisienne, et membre de plusieurs sociétés savantes.

A PARIS,

CHEZ BÉCHET JEUNE, LIBRAIRE,
PLACE DE L'ÉCOLE DE MÉDECINE;
CHEZ L'AUTEUR, RUE BONNE-NOUVELLE, N. 2.

A DIJON, CHEZ VICTOR LAGIER, LIBRAIRE, RUE RAMEAU.
A STRASBOURG, CHEZ LAGIER (FIDÈLE), LIBRAIRE.
A ANGERS, CHEZ LAGIER (PIERRE), LIBRAIRE.

1832.

AVANT-PROPOS.

Dans ce mémoire on ne doit pas s'attendre à trouver une description détaillée des fractures du col du fémur, et des divers appareils imaginés jusqu'à ce jour pour leur guérison. Nous ne ferons connaître ni les causes, ni les endroits où elle a lieu le plus fréquemment (dedans ou dehors le ligament capsulaire).

Nous omettrons également, à dessein, de parler des saisons, de l'âge où elle arrive le plus souvent, des maladies qui y prédisposent, des causes qui peuvent y donner lieu, des signes à l'aide desquels on la reconnaît; de la stéthoscopie proposée par M. le professeur Lisfranc, comme moyen d'investigation, du pronostic, de la marche suivie par la nature pour arriver à sa consolidation; de l'opinion des auteurs sur la possibilité de la guérison avec ou sans raccourcissement, de la réduction, et des appareils employés pour la guérir. Toutes ces diverses questions se trouvent résolues dans tous les traités généraux de pathologie externe. Nous ne ferions donc, en y revenant, que répéter ce qui a été dit un grand nombre de fois, sans rien apprendre de nouveau au lecteur, auquel nous devons éviter de retrouver ici ce qu'il connaît déjà.

Il aurait été facile de faire un volume sur cette matière, si nous nous étions proposé d'examiner et de discuter les opinions des écrivains qui l'ont déjà traitée, mais nous n'avons pas eu cette prétention, ni voulu perdre notre temps à compiler les auteurs; assez d'autres ont le courage de se créer un tel mérite; nous nous attachons seulement à faire connaître le moyen dont nous nous sommes servi pour remédier à cette affection. Nous décrivons successivement les différentes parties qui le composent, son mode d'application, et sa manière d'agir; et, pour mieux faire ressortir les avantages qui nous portent à le préférer aux autres procédés usités, aujourd'hui, nous comparons leur mode d'action. Nous rapportons ensuite les observations qui ont nécessité l'emploi de ce bandage, et nous terminons par quelques réflexions sur la raideur qui existe toujours à l'articulation du genou à la suite du traitement de cette fracture.

Nous avons différé jusqu'à ce jour la publication de ce procédé, espérant trouver de nouvelles observations qui nous missent à même d'en faire ressortir l'importance et l'utilité. Mais n'ayant eu que trois occasions d'en faire usage, et persuadé qu'il donne des moyens curatifs beaucoup plus sûrs et plus prompts que ceux qui ont été suivis jusqu'à présent, nous croyons rendre un véritable service à l'humanité en enrichissant la thérapeutique d'un appareil qui se justifie lui-même par la certitude de ses résultats.

Pour la clarté du sujet nous nous sommes vu forcé à des répétitions que nous ne pouvions éviter sans être obscur. Loin de les désapprouver, nous pensons au contraire que le lecteur nous en saura gré pour lui faciliter l'intelligence des détails dans lesquels nous allons entrer.

NOUVEL APPAREIL

POUR GUÉRIR

LES FRACTURES DU COL DU FÉMUR

ET DU CORPS DE CET OS.

La fracture du col du fémur a de tout temps été regardée comme très grave. Sa fréquence, les accidens sans nombre qui se développent souvent après l'événement, ou pendant le cours du traitement, toujours fort long, et la rareté des guérisons exemptes de difformités, vu l'extrême difficulté qu'on éprouve à maintenir la réduction, expliquent l'attention que tous les chirurgiens ont donnée à son étude : aussi est-il peu de maladies sur lesquelles leur génie se soit autant exercé. Tous ceux qui ont écrit sur cette affection l'ont fait avec un soin remarquable. Ils s'étendent avec complaisance sur les plus petites particularités. Rien n'est omis pour en éclairer le diagnostic, et en indiquer le meilleur traitement. Critiques consciencieux, ils pèsent dans la même balance tous les appareils imaginés jusqu'à eux; et après avoir fait ressortir les avantages attachés à chacun, aussi bien que les inconvéniens, ils finissent presque toujours par en proposer d'autres de leur invention. De là cette foule de moyens plus ou moins ingénieux, qui tour-à-tour ont été préconisés et employés avec plus ou moins de succès. On a fait justice d'un grand nombre : beaucoup ont été avec raison abandonnés. Les seuls usités aujourd'hui sont l'appareil de Dessault, et la machine du professeur Boyer; encore le peu de confiance qu'ils inspirent à beaucoup de praticiens très distingués, et l'abandon qu'ils en font dans la plupart des cas pour recourir à la position demi-fléchie, prouve que, malheureusement, leur emploi n'est pas toujours exempt d'accident, et rarement est suivi d'une cure parfaite. M. le professeur Boyer lui-même est loin de croire que son procédé, ainsi que tous ceux employés jusqu'à présent, soit capable d'exécuter sans inconvénient l'extension permanente, et qu'on doive se féliciter d'obtenir par cette méthode la consolidation de cette fracture aussi parfaitement que celle de toute autre. Cependant tout imparfaits qu'ils sont, ils méritent à juste titre la préférence qu'on leur donne. La position demi-fléchie n'est réellement pas un moyen de guérison, et ne peut être considérée comme telle, puisque les malades que l'on traite ainsi sont toujours estropiés lorsque la cassure a existé avec raccourcissement du membre. On ne devrait l'employer tout au plus que dans le cas de fracture sans raccourcissement. S'il en survenait pendant le traitement, il faudrait y renoncer aussitôt pour recourir à l'extension continuée.

Si les appareils que l'on emploie à cet effet ne procurent pas toujours une cure radicale, quelquefois cependant, il faut en convenir, leur usage en amène de parfaites. On réussirait bien plus souvent, malgré leur imperfection, si l'extension était portée au point ou degré convenable. Nous dirons plus loin comment nous pensons qu'elle doit être faite pour amener un succès complet.

Les chirurgiens, on ne peut le nier, ont donc fait beaucoup pour le traitement de cette maladie. Toutefois nous croyons qu'on peut encore faire faire quelques pas à la thérapeutique de cette affection, et qu'il n'est pas impossible, en apportant quelques modifications aux appareils à extension déjà connus, d'arriver plus sûrement et plus souvent à des guérisons exemptes de claudication. Pénétrés de cette vérité, dans une circonstance où ces bandages auraient probablement amené la formation d'escarres plus ou moins étendues, d'ulcères plus ou moins profonds, qui auraient forcé à en suspendre l'usage (la personne blessée étant d'une haute stature, d'un embonpoint considérable et d'un âge avancé, comme il est facile de s'en convaincre en jetant les yeux sur l'observation ci-jointe), nous fûmes conduit à y apporter quelques changemens que le résultat a pleinement justifiés.

Le succès que nous avons obtenu, et qui ne fut contrarié par aucun contre-temps fâcheux, nous enhardit à faire connaître l'appareil que nous avons imaginé. Il nous paraît remplir, mieux que tout autre, les indications qu'on se propose.

Ces indications consistent premièrement à réduire la fracture, deuxièmement à la maintenir réduite, troisièmement à prévenir les accidens qui peuvent survenir pendant le cours du traitement, et à combattre ceux qui se sont déjà développés.

Notre appareil se compose de différentes pièces qui concourent toutes au même but, à produire l'alongement du membre. Les unes servent à la contre-extension et les autres à l'extension. Nous allons en présenter l'exposé.

La contre-extension est faite au moyen d'une ceinture en cuir, doublée d'une peau douce, épaisse d'un pouce et demi à peu près, large de six à sept, et bien rembourrée; elle est maintenue autour du bassin avec plusieurs petits rubans en cuir, cousus sur une des extrémités. Ces rubans s'engagent dans des boucles qui leur sont correspondantes à l'autre extrémité. Deux sous-cuisses en cuir, larges de deux travers de doigt, recouverts, du côté qui doit toucher aux tégumens, d'une peau douce, et bien rembourrés, sont fixés postérieurement à la face externe de la ceinture, près de son bord inférieur : ils laissent entre eux un intervalle de trois pouces et demi à quatre pouces; leur extrémité libre est, l'espace de quelques pouces, sans garniture, et percée de plusieurs trous pour recevoir l'ardillon d'une boucle attachée antérieurement à la face externe, et un peu latérale de la ceinture; il y en a une pour chaque sous-cuisse. Elles doivent correspondre, lorsque ce bandage de corps est mis en place, à l'anneau inguinal. Près son bord supérieur, et latéralement, sont cousues deux bandes de cuir très solides et larges de deux travers de doigt : elles doivent avoir assez de longueur pour arriver en longeant les côtés du malade, jusqu'au chevet où elles sont arrêtées par deux boucles clouées aux deux montans qui soutiennent le dossier du lit. Immédiatement au-dessous, et sur la face externe de la ceinture, on en voit deux autres dirigées en arrière, et dans la direction de ce bandage de corps ; elles sont reçues dans des boucles fixées aux traverses latérales du bois de lit.

Voir la planche 1re, figure 1re, placée à la fin de ce mémoire.

L'extension s'obtient premièrement au moyen d'une guêtre en peau, également garnie en dedans d'un cuir fin, et bien rembourrée. Elle est maintenue autour du pied, et du bas de la jambe à l'aide de plusieurs courroies et de boucles correspondantes placées sur les bords latéraux. Ces attaches se trouvent sur le côté externe du membre; le sous-pied est placé comme dans les guêtres que l'on porte habituellement; il ne saurait avoir trop de largeur. Sur le bord, et au centre de la partie de la guêtre qui recouvre le dessus du pied, est cousue une double lanière. Elle a pour usage, comme on le verra, de retenir le pied dans sa rectitude naturelle.

Voir la figure 3, planche 1re.

Deuxièmement, d'une tige métallique, longue d'un pied et demi à peu près, vissée perpendiculairement à la traverse qui se trouve au pied du bois de lit. Elle est courbée en quart de cercle dans son tiers supérieur, et terminée par un bouton. Son extrémité inférieure est, dans une étendue de deux pouces, aplatie dans le sens de sa courbure, et percée de quatre trous destinés à recevoir des vis d'attache.

Voir la figure 4, planche 1re.

Troisièmement, d'une forte bande élastique, fixée pendant le cours du traitement par une de ses extrémités au sous-pied de la guêtre, et par l'autre à la tige métallique ci-dessus décrite, au moyen des rubans qui sont cousus aux quatre angles. Cette bande aura la force nécessaire, si un poids de cinq livres, suspendu à une de ses extrémités, ne peut vaincre entièrement son élasticité.

Voir planche 1re, figure 2.

Avant d'en venir à l'application de cet appareil, on prépare le lit sur lequel on doit placer le malade: il sera disposé comme on le fait ordinairement. Un sommier de crin, un seul matelas, un oreiller ou un traversin, et une alèze placée à l'endroit où le siége doit reposer, sont les seules choses nécessaires.

On fera clouer aux deux montans qui soutiennent le dossier du chevet, au niveau du matelas, une boucle à un seul ardillon. Une autre à chaque traverse latérale à l'endroit correspondant à la ceinture.

Voir planche 2e.

En dedans de la traverse, qui au pied complète l'encadrement du bois de lit, doit être fixée la tige métallique. Il n'est pas indifférent, comme on le pense bien, de la placer dans un endroit plutôt que dans un autre. Ce sera tantôt à droite, tantôt à gauche, selon le membre fracturé, toujours de manière qu'elle corresponde le plus directement possible à l'extrémité cassée, le malade étant couché horizontalement, et en ligne droite, au milieu du lit.

Le bois de lit peut être avec ou sans dossier au pied; il peut être aussi plus ou moins large, cela importe peu. C'est un avantage que les chirurgiens, de campagne surtout, apprécieront, car il n'est pas toujours facile de s'en procurer comme on le désirerait. Mais il doit dans tous les cas dépasser en longueur la taille des malades. On fixera au plancher ou au ciel du lit une corde destinée à faciliter les divers mouvemens qu'ils sont obligés de faire, pendant toute la durée du traitement, pour satisfaire à leurs besoins.

Une fois le lit disposé comme il vient d'être dit et le blessé placé dans le milieu, on procède à l'application du bandage. On commence par la ceinture que l'on passe sous le bassin, en usant de précaution. Les extrémités ramenées vers le pubis, et rapprochées l'une de l'autre, sont retenues à l'aide des attaches placées à cet effet, comme il a été dit lors de la description de ce bandage. On peut mettre sur la peau, pour plus de propreté, une bande de flanelle, ou une serviette: la présence de ce bandange de corps ne peut nuire à l'action des viscères abdominaux, puisqu'il porte dans toute son étendue sur les os du bassin. On a d'ailleurs la facilité de le serrer plus ou moins, sans rien lui ôter de son utilité.

Les sous-cuisses sont ramenés par devant où ils sont fixés à la ceinture au moyen des boucles destinées à les recevoir. Quoiqu'ils soient bien rembourrés, on doit encore bien matelasser les parties sur lesquelles ils portent. On place dessous chaque sous-cuisse un coussinet rempli de coton, ou des compresses graduées. Cet excès de précaution ne peut, dans cette circonstance, être nuisible.

Les bandes attachées aux parties latérales de la ceinture sont, en longeant les côtés du corps du malade, dirigées vers le chevet du lit, où elles sont arrêtées au moyen des boucles que d'avance on y a fait apposer : vu l'écartement qu'elles laissent entre elles, ces bandes ne gênent en rien les blessés.

Les deux bandes, placées immédiatement audessous, s'engagent dans des boucles clouées aux traverses latérales du bois de lit. Invariablement fixés à la même place, tous les mouvemens soit volontaires, soit involontaires, que pourraient exécuter les malades se trouveront ainsi empêchés. Ce moyen d'attache deviendra inutile, toutes les fois qu'on aura affaire à des gens dociles, et qu'il ne surviendra ni délire, ni convulsions, pendant la durée du traitement.

Immédiatement après le placement de la ceinture on passe à l'application de la guêtre, que l'on maintient autour du pied comme il a été dit page 14. On doit, pour prévenir tout accident, mettre autour du pied et de la jambe, sous la guêtre, une bande de flanelle ou des compresses bien douces.

Lorsque toutes les pièces sont placées convenablement, on procède à la réduction de la fracture, en se conformant aux principes donnés par les auteurs. Le blessé étant invariablement fixé à la même place par le fait de l'application de la ceinture, il est seulement nécessaire de faire l'extension pour que la contre-extension s'effectue. La réduction une fois opérée, on doit pour maintenir le membre dans sa longueur normale l'attacher directement à une tige en fer, clouée au pied du lit, au moyen de la bande élastique arrêtée par une de ses extrémités au sous-pied de la guêtre. Elle doit être horizontalement placée à l'axe du membre. *Voir les diverses pièces de l'appareil en place, planche 2.*

Cet agent extenseur agit doucement, lentement, et sans interruption. A mesure que le membre s'alonge, le lien élastique revient sur lui-même, et le bandage n'éprouve aucun relâchement, comme cela arrive fréquemment quand on fait usage des appareils de Dessault et du professeur Boyer. Il faut de temps en temps avoir la précaution de redonner au lien élastique la tension qu'il perd par l'alongement du membre.

On pourra favoriser l'extension en donnant au lit une pente légère de la tête au pied.

Pour s'opposer au renversement du pied, soit en dehors, soit en dedans, on le fixe à l'extrémité supérieure de la tige métallique qui s'avance jusqu'au niveau, et au-dessus des orteils, au moyen des lanières cousues antérieurement au bord inférieur de la guêtre, comme il a été dit plus haut. Voir la planche 2, lettre *m*.

Tel est l'appareil que nous recommandons aujourd'hui à l'attention des praticiens; voyons s'il réunit les conditions nécessaires.

Pour qu'un bandage à extension permanente agisse convenablement, il doit 1° s'appliquer sur les points les plus éloignés du siége de la maladie; 2° ne pas comprimer les muscles qui passent sur la fracture, et dont l'alongement est nécessaire pour la réduction ; 3° distribuer les forces extensives et contre-extensives sur les plus larges surfaces possibles; 4° diriger, autant que faire se peut, les efforts de l'extension et de la contre-extension dans le sens de l'axe du membre fracturé; 5° permettre de pouvoir graduer à volonté son action.

Il faut encore, non seulement, qu'il maintienne le membre dans sa longueur naturelle, mais qu'il le fixe dans sa rectitude normale, et l'empêche d'obéir à son propre poids, ou à l'action des muscles rotateurs qui tendent sans cesse à l'entraîner soit en-dehors soit en-dedans.

Jusques à quel point l'appareil que nous venons de décrire remplit-il les diverses conditions ci-dessus énumérées.

D'abord, les agens extenseurs et contre-extenseurs sont appliqués sur des points très éloignés du siége de l'affection, par conséquent ils ne portent pas sur les parties molles qui recouvrent l'os fracturé, et n'irritent ni ne gênent les muscles dont l'alongement est nécessaire pour obtenir une consolidation exempte de raccourcissement. La guêtre, en agissant uniformément sur une large surface, protége efficacement les parties sur lesquelles elle porte. Il en est de même des sous-cuisses qui, étant situés parallèlement à l'axe du tronc, et appuyant dans presque toute leur étendue sur les os ischion et pubis, ne peuvent guère occasioner d'accidens.

Secondement, les forces extensives et contre-extensives embrassent des surfaces larges, autant que le permet la structure des parties; les agens extenseurs s'appliquent sur toute l'étendue du bassin, et les contre-extenseurs sur tout le pied et le bas de la jambe.

Non seulement l'extension est faite dans la direction de l'axe du membre, mais aussi la contre-extension.

A l'aide de ce moyen, l'extension et la contre-extension s'opèrent lentement, d'une manière insensible, graduelle, et continue, comme nous l'avons dit plus haut.

Enfin le renversement du membre, soit en-dehors, soit en-dedans, est combattu avec succès à l'aide des lanières arrêtées à l'extrémité de la tige en fer.

Ce procédé chirurgical possède donc, sans en avoir les inconvéniens, tous les avantages attachés aux machines de Dessault et du professeur Boyer ; mais il en a encore d'autres qui lui sont propres, et dont nous allons parler.

Il produit l'extension et la contre-extension absolument dans la direction du membre fracturé, indications que ne remplissent pas les appareils usités de nos jours.

Les efforts de l'extension étant uniformément répartis sur une large surface, au moyen de la guêtre qui enveloppe tout le pied et le bas de la jambe, on n'a pas à redouter la formation d'escarres, d'ulcérations au coude-pied, ou sur le tendon d'Achille. Son application peut tout au plus produire une pression douce, et jamais douloureuse.

Les sous-cuisses placés parallèlement à l'axe du tronc, en divisant sur deux points séparés les forces contre-extensives, qui se trouvent ainsi répandues sur toute l'étendue du bassin, ne causent également qu'une gêne légère incapable d'amener des accidens.

Si le malade vient à éprouver des douleurs au talon produites par la pression non interrompue que supporte cette partie pendant toute la durée du traitement, on les fait cesser en détachant un peu le pied du matelas, et en le maintenant dans cette position à l'aide des lanières cousues à la guêtre par une extrémité, et par l'autre fixées à la partie supérieure de la tige métallique. On prévient ainsi la formation d'escarres, de plaies, qui pourraient survenir sans cette précaution.

Cette tige remplace encore avantageusement le cerceau que l'on a l'habitude de mettre dans le lit pour garantir le pied du poids des couvertures. Par son élévation, sa largeur, sa facilité à se déranger, le cerceau demande à être replacé souvent, et l'hiver ce n'est pas sans désagrément pour le malade, qui se refroidit. Sa présence doit d'ailleurs le contrarier dans divers mouvemens qu'il peut avoir besoin d'exécuter pendant le cours du traitement.

On retire aussi de l'emploi de la ceinture de grands avantages. En effet, par son épaisseur et sa largeur, elle remplit exactement la concavité lombaire; les saillies formées par le sacrum, et les os des îles, se trouvant complètement effacées, cette région ne présente plus alors qu'un plan égal sur lequel est disséminé le poids du corps. La pression qu'éprouvent les parties molles qui recouvrent le sacrum et les hanches, par suite de la position forcée que le malade garde des mois entiers, se trouve par ce fait seul considérablement affaiblie, et ne peut plus avoir de résultats fâcheux.

Cet appareil ne pouvant ni se déranger, ni se relâcher, n'exige de la part du chirurgien qu'une faible surveillance.

Les accidens locaux, primitifs et consécutifs, sont faciles à combattre sans que la présence du bandage nuise et oblige à interrompre le traitement relatif à la fracture.

Enfin on s'opposera efficacement aux déplacemens que peuvent amener l'indocilité de quelques malades, ou bien des phénomènes morbides généraux, le délire, les convulsions, etc. Il ne faut que jeter les yeux sur la 2e planche, placée à la fin de cet opuscule, pour se convaincre que ce moyen possède réellement tous les avantages ci-dessus énoncés.

Ces avantages, qui appartiennent exclusivement à ce nouveau procédé, permettent de croire qu'on trouvera peu de sujets qui, par une excessive sensibilité, ou une délicatesse extrême de la peau, ou par un manque de vitalité, d'énergie, seront rebelles à son application, et ne pourront le supporter. Nous pensons donc que tout malade docile, et capable de guérison obtiendra de son emploi une cure exempte de difformité toutes les fois que l'extension aura été portée au degré convenable. Jusqu'à ce jour tous les auteurs se sont contentés de dire qu'il fallait, pour guérir radicalement, ramener et maintenir le membre à sa longueur et à sa rectitude naturelle. Mais ce premier degré d'alongement, convenable pour les premières semaines du traitement, ne suffit plus, passé ce temps. Il faut l'augmenter encore, jusqu'à ce que le membre ait acquis au moins un demi-pouce en sus de sa longueur normale, si l'on veut obtenir une guérison radicale. Une fois ce résultat obtenu, on s'arrête pour ne plus s'attacher qu'à conserver ce que l'on a gagné.

On reconnaîtra l'utilité d'une extension portée au point que nous indiquons ici, si l'on veut se rendre compte des changemens que les ligamens des articulations du genou et du pied avec la jambe subissent, par suite des tractions exercées sur l'extrémité fracturée. En effet, les muscles, par leur contractilité, produisent d'abord le raccourcissement du membre; mais cédant bientôt aux forces extensives et contre-extensives, ils permettent de le rendre à sa longueur naturelle, qu'il conserverait si ces agens de la miotilité, par leurs contractions répétées et toujours renouvelées, ne luttaient continuellement contre les moyens employés à maintenir la réduction, et ne tendaient sans cesse à reproduire le raccourcissement, qui s'effectue réellement de nouveau, malgré la présence de l'appareil. Le déplacement qui survient, pour ne pas être appréciable aux sens, n'en existe pas moins. En effet, les ligamens du pied et du genou, qui d'abord avaient offert beaucoup de résistance aux tractions exercées sur le membre, sont à la longue forcés de céder aux efforts des agens extenseurs d'un côté, et de l'autre à la permanence de l'action contractile des muscles. Si donc l'on se contente de ramener le membre à sa rectitude naturelle, l'alongement de ces liens charnus laisse aux muscles la faculté de produire le raccourcissement, qui s'effectue de nouveau. La longueur donnée à l'extrémité fracturée, pendant le cours du traitement, n'étant alors qu'apparente, il ne peut en résulter qu'une guérison défectueuse, imparfaite. Tant que l'appareil est appliqué, le membre paraît avoir conservé la longueur qu'on avait obtenue; mais une fois qu'il est enlevé, avant même que le malade ait mis le pied à terre, le raccourcissement se manifeste de nouveau, les ligamens reprenant leur état primitif.

Les exemples rapportés par les auteurs de raccourcissemens subits arrivés après plusieurs mois de repos et d'un traitement très bien dirigé, au moment où l'on croyait avoir obtenu une guérison exempte de difformité, ne justifient que trop l'opinion que nous venons de présenter.

L'alongement du membre porté à un demi-pouce au-delà de sa longueur normale, en suivant les principes que nous avons indiqués, est donc de toute nécessité si l'on veut arriver à un succès complet, et si l'on veut ne plus voir reparaître ces raccourcissemens impromptus.

On pourra, si on le juge convenable au commencement ou pendant le cours du traitement, lui adjoindre le bandage à dix-huit chefs. Cette association ne nous paraît pas cependant nécessaire, son action ne pouvant s'exercer sur un des fragmens. Par l'emploi de ce bandage on veut soutenir les parties molles, comprimer les muscles pour diminuer leur force contractile, et arriver plus facilement à la réduction de la fracture. Mais par l'extension lente, douce, continue, que l'on obtient par notre procédé, aidé de la pente légère que l'on peut donner au lit, si on le juge nécessaire, on est toujours certain d'arriver promptement à ce résultat. Le difficile n'était pas de rendre au membre sa longueur naturelle, et même de la dépasser, mais de le maintenir dans cet état sans occasioner d'accidens.

L'appareil que nous proposons pour remédier aux fractures du col du fémur est simple, très facile à confectionner partout, peu coûteux, d'une application aisée, même sans le secours d'aucun aide, et d'une surveillance commode. Il ne peut éprouver aucun dérangement, ni se relâcher. Ces avantages seront surtout appréciés par les chirurgiens de campagne qui, dans bien des circonstances, n'ont pas toujours sous la main toutes les ressources et les commodités qu'on se procure facilement dans les villes.

Plusieurs des pièces qui entrent dans la composition de ce bandage sont susceptibles de quelques modifications. Mais les changemens qu'on sera tenté d'y faire, quelque légers qu'ils soient, ne devront aucunement porter atteinte aux principes qui ont présidé à leur confection, si l'on ne veut pas s'exposer à nuire à l'économie de cet appareil. C'est au chirurgien à tirer parti, le plus avantageusement possible, des localités et des circonstances dans lesquelles il se trouvera placé.

Ce bandage convient non-seulement dans les fractures du col du fémur, mais il sera aussi employé avec succès dans celles du corps de cet os, principalement lorsqu'il sera cassé en bec de flûte, et dans celles de la jambe quand, surtout, ces lésions seront compliquées de plaies, d'escarres, d'excoriations graves et de contusions profondes. Dans les cas de fracture du corps du fémur, on ne devra jamais négliger de retenir en contact les extrémités cassées au moyen d'un bandage circulaire dont l'adjonction nous paraît toujours nécessaire.

En le conseillant encore dans les déviations de la colonne vertébrale, on va croire que nous voulons en faire une panacée universelle; ce n'est pas là notre intention. Nous sentons parfaitement bien que vouloir lui donner trop d'importance, serait nous exposer à le faire accueillir moins favorablement; cependant nous devons dire que, dans un cas grave, nous avons obtenu de l'emploi de ce moyen, légèrement modifié, des résultats très satisfaisans. Nous comptons bientôt livrer au public cette intéressante observation.

Pour compléter la tâche que nous nous sommes imposée, nous allons tracer l'historique du cas de fracture pour lequel cet appareil a été imaginé.

Afin de mieux faire sentir tous les avantages que l'on peut retirer de son emploi, nous aurions désiré avoir une masse de faits à offrir, mais les circonstances ne nous ont pas favorisé. Toutefois, si cet appareil, tout mécanique dans son mode d'agir, doit offrir constamment les mêmes résultats, son action ne pouvant varier, un cas de succès bien prouvé peut à la rigueur suffire pour faire apprécier toute l'utilité qu'on peut en retirer.

Depuis que ce mémoire a été présenté à l'académie royale de médecine, nous devons à l'extrême obligeance de notre honorable confrère, M. le docteur Velpeau, d'avoir pu faire l'application de notre appareil sur deux malades entrés à l'hôpital St-Antoine, pendant son service. L'un avait une fracture du corps du fémur, l'autre une fracture du col du même os. Nous avons traité ces deux blessés sous les yeux de ce professeur et des élèves qui suivaient sa clinique. Plusieurs de messieurs les commissaires, chargés par l'académie de lui faire un rapport sur ce nouveau procédé chirurgical sont, à différens intervalles, venus à cet hôpital pour en observer les résultats. Les observations de ces deux malades seront consignées ci-après (1).

---

(1) Nous prévenons nos confrères qui désireraient voir notre appareil appliqué, et voudraient en suivre les effets, que notre ami M. le docteur Velpeau vient encore de nous fournir l'occasion d'en faire l'application sur une femme âgée

PREMIÈRE OBSERVATION.

Madame V..., propriétaire, rue de la Lune, n. 20, agée de soixante-sept ans, d'une haute stature, d'un tempérament sanguin, et d'un fort embonpoint, tomba, le 1er novembre 1825, d'une chaise sur laquelle elle était montée. Au moment de la chute, qui eut lieu sur la hanche droite, une douleur vive se fit sentir dans cette partie. Les personnes qui vinrent à son secours la trouvèrent étendue à terre, sans qu'elle eût la force de se relever. Appelé immédiatement après l'accident, je la trouvai sur un lit où elle avait été déposée. Je m'attachai d'abord à recueillir tous les détails ci-dessus mentionnés; je procédai ensuite à l'examen des parties qui avaient porté dans la chute. Madame V....., couchée horizontalement en supination, position qu'elle gardait de préférence à toute autre, et le corps placé en droite ligne, les jambes étant rapprochées l'une de l'autre, la droite se trouva un peu plus courte. Le talon du membre fracturé était logé dans la

---

de 64 ans, entrée le 5 janvier 1831, à l'hôpital de la Pitié, salle Saint-Jean, lit nº 11, pour s'y faire traiter d'une fracture du col du fémur, du côté gauche. Aujourd'hui, 18 janvier, cette femme continue à bien aller. Nous espérons prévenir tout accident.

fossette qui se trouve au-dessous de la malléole interne de la jambe saine. Par la comparaison que le rapprochement des extrémités me permit d'établir, il me fut facile de reconnaître un raccourcissement du membre, qui disparaissait par la plus légère traction, et reparaissait sitôt que l'extension cessait. Comme madame V..... ne s'était pas appuyée sur la jambe cassée, le raccourcissement n'était guère alors que de quelques lignes, ce qui, pour le moment, me fit croire que la fracture s'était effectuée entre le ligament orbiculaire et la tête de l'os; mais le lendemain il était beaucoup plus considérable que la veille : ce phénomène était le résultat des contractions musculaires. La pointe du pied était déjetée en-dehors; et malgré de très grands efforts de la part de cette dame, il lui était impossible de détacher tout le membre du lit pour l'élever par un mouvement de totalité. En appliquant la main sur le grand trochanter, il était encore facile, quoiqu'il existât déjà du gonflement, de s'apercevoir, dans les mouvemens de rotation qu'on imprimait au membre, que l'arc de cercle que cette apophyse décrivait était peu prononcé, et bien moins sensible que dans l'état normal : elle semblait tourner sur elle-même. Les efforts que la malade faisait pour mouvoir son membre, et les différens mouvemens que je lui imprimai pour en obtenir la crépitation, qui était très sensible, y développaient une douleur vive qui répondait à l'articulation *coxo-fémorale :* le repos complet du membre mettait fin aux souffrances que le moindre mouvement réveillait.

Les parties molles ne tardèrent pas à se tuméfier beaucoup, et à présenter des traces visibles d'ecchymoses.

Les signes que nous venons d'énumérer ne laissaient aucun doute sur l'existence d'une fracture du col du fémur. M. le docteur Michelin, appelé en consultation quelques jours après l'accident, examina le membre, qui n'avait pas encore été réduit : il reconnut, comme nous, la fracture du col.

Dans le premier moment nous ne savions à quel moyen thérapeutique donner la préférence. L'âge avancé de la malade, son embonpoint, nous faisaient redouter la formation d'escarres ou de plaies, soit au sacrum, au pli de la cuisse ou au talon, si nous avions recours aux appareils ordinaires. Pour éviter ces accidens, nous pouvions mettre en usage la position demi-fléchie, mais alors nous n'aurions obtenu qu'une guérison défectueuse, ce que nous avions à cœur d'éviter.

Pendant que nous combattions avec succès

au moyen des saignées générales et locales, des émolliens appliqués sur les parties malades, des boissons rafraîchissantes et de la diète, les accidens qui se manifestèrent, nous faisions confectionner l'appareil que nous venons de décrire.

Si nous étions loin de nous attendre à des résultats aussi satisfaisans que ceux que nous en avons retirés, nous comptions cependant que la malade en supporterait l'application plus facilement que de tout autre.

Nous nous sommes décidés à ne pas nous servir des bandages à extension continuée, usités de nos jours, d'autant plus que nous étions persuadés qu'ils ne pourraient pas davantage que la position demi-fléchie, presque exclusivement employée par des chirurgiens très recommandables par leur savoir, nous donner une guérison exempte de raccourcissement, malgré les soins que nous aurions pu apporter à en surveiller l'application. Ces bandages nous présentaient des inconvéniens d'autant plus réels, que la malade n'aurait pu, par sa constitution, les supporter long-temps sans une patience, un courage et une docilité que nous ne pouvions attendre d'elle durant tout le temps que la nature devait employer à la consolidation des parties osseuses, et sans qu'il se fût développé d'accidens graves.

Avant que de faire l'application de ce nouveau

procédé, je disposai le lit convenablement. Les diverses pièces de l'appareil, qui devaient y être invariablement fixées, furent attachées d'avance, comme il a été dit page 15 (*Voir la planche* 2ᵉ).

Lorsque tous ces préparatifs furent achevés, on transporta la malade sur ce lit, où elle fut placée horizontalement, et en ligne droite, au milieu, de manière que le membre fracturé correspondait directement à la tige métallique.

Nous procédâmes ensuite à l'application de l'appareil, avec toutes les précautions déjà indiquées. Nous plaçâmes d'abord la ceinture, que nous fixâmes, comme il a été dit plus haut, au moyen des rubans, des sous-cuisses et des bandes, que retenaient des boucles dans lesquelles ces liens s'engageaient. Nous procédâmes ensuite à l'application de la guêtre, qui fut maintenue autour du pied et de la jambe à l'aide des moyens précités. Pour plus amples détails, voir ces diverses parties de l'appareil en place, planche 2ᵉ.

Les parties molles furent recouvertes de bandes de linge, de flanelle ou de compresses graduées, qui devaient les garantir de toute pression inégale ou trop forte, capable de produire des accidens.

Immédiatement après, nous opérâmes la réduction du membre, selon les règles de l'art. Rendu à sa longueur et à sa direction naturelle, on le maintint dans cet état, en le fixant directement à la tige métallique clouée au pied du lit, au moyen de la bande élastique attachée par une de ses extrémités au sous-pied de la guêtre.

Pendant les trois premières semaines, nous augmentâmes peu à peu l'extension. Le membre ayant alors acquis en longueur un demi-pouce au moins en sus de l'état normal, nous ne nous attachâmes plus, à cette époque, qu'à le maintenir dans cet état jusques à la guérison, qui parut complète le soixantième jour.

Quand on enleva l'appareil, le membre était réellement plus long que l'autre; mais quelques jours après, il était revenu à sa longueur naturelle.

Par précaution, madame V..... garda encore le lit quinze jours; elle se leva ensuite, et put marcher avec des béquilles.

Au moment où nous commençâmes le traitement, nous eûmes l'idée d'employer simultanément l'appareil dont nous venons de parler et le bandage à dix-huit chefs; mais nous ne tardâmes pas à reconnaître que ce bandage était désormais inutile, et nous pensons que l'on peut renoncer à son usage, puisque notre procédé atteint tous les résultats que l'on peut désirer.

La malade supporta très bien cet appareil; il ne survint aucun accident; seulement, les mouvemens du genou étaient bornés, comme il arrive d'ordinaire. La raideur qui existait n'a jamais disparu complètement, madame V..... ayant apporté de la négligence à exécuter ce qui lui avait été recommandé pour faire cesser cet état de gêne. Elle avait été tellement effrayée de son accident que, long-temps encore après sa guérison, elle évitait de prendre de l'exercice, ne voulant pas, disait-elle, s'exposer à une rechute. On avait beau la rassurer sur son état, on ne put jamais lui faire entendre raison; tout fut inutile. Il est donc resté dans l'articulation du genou une gêne qui nuit un peu à la progression. Nous sommes persuadés que, si les craintes que la malade a manifestées ne lui avaient pas fait négliger les conseils que nous lui avons donnés, le genou aurait recouvré toute sa flexibilité. Nous sommes d'autant plus portés à le penser ainsi que les mouvemens de flexion et d'extension étaient, à cette époque, assez étendus pour ne laisser aucun doute à cet égard.

DEUXIÈME OBSERVATION.

César Pierre, âgé de trente-trois ans, d'une constitution athlétique, a été reçu à l'hôpital St-Antoine le 29 janvier 1830, pour y être soigné d'une fracture du fémur effectuée à la partie moyenne de l'os. Traitée par la position demi-fléchie, on obtint une guérison défectueuse. Le membre resta plus court que l'autre d'un demi-pouce. Le soixante-cinquième jour du traitement, Pierre put se lever; il sortit de l'hôpital le soixante-dix-huitième, marchant avec assez de facilité : les mouvemens de l'articulation du genou étaient un peu gênés. Le jour de sa sortie, dans une rixe, il se fractura de nouveau l'os de la cuisse; il fut rapporté au même hospice. M. le docteur Velpeau, qui avait eu connaissance de notre appareil, nous fit demander si nous voulions l'appliquer sur cet homme. Nous acceptâmes son offre obligeante, et, le 18 avril, nous procédâmes à son application, en nous conformant aux préceptes émis dans le cours de ce mémoire. Le bandage est resté en place quarante jours seulement: l'impatience du malade ne permit pas de le laisser plus long-temps, quoiqu'il n'en fût que très légèrement incommodé. Il avoua même qu'il avait moins souffert de la position qu'il avait été forcé de garder pendant toute la durée du traitement que de la position demi-fléchie, que l'on avait mise en usage la première fois. Il n'est pas survenu la plus légère douleur ni la plus petite excoriation aux endroits où les sous-cuisses et les autres parties du bandage reposent, au lieu qu'il eut à souffrir beaucoup, à ce qu'il dit, du lien que l'on appliqua sur le pied pour fixer le membre dans la demi-flexion.

On a vu que ce blessé avait guéri la première fois avec un raccourcissement du membre d'un demi-pouce à peu près. Il était donc probable que nous n'obtiendrions qu'une guérison défectueuse, comme la première, tout autre résultat étant impossible, le fémur présentant à l'endroit fracturé une courbure très prononcée, résultant du traitement adopté antérieurement.

Au moment où l'on enleva l'appareil, le membre malade était au moins aussi long que l'autre; mais nous ne nous fîmes pas illusion. Le demi-pouce que nous avions obtenu n'était dû qu'à l'alongement des ligamens des articulations du genou et du pied: quelques jours après, l'extrémité fracturée présentait un léger raccourcissement.

Si, moins confiant dans notre appareil, nous en avions secondé l'effet par l'application d'un bandage à dix-huit chefs, peut-être serions-nous arrivés à un succès complet. Il est même étonnant que, sans le secours d'aucun autre bandage, nous ayons obtenu une guérison aussi peu difforme. Le raccourcissement était si léger qu'on ne s'en apercevait pas à la marche du blessé, que nous revîmes quelques mois après.

Cette observation, tout incomplète qu'elle est, n'infirme pas l'opinion que nous avons émise, que notre appareil convient également dans les fractures du corps du fémur; seulement, on devra toujours lui adjoindre le bandage de Scultet.

TROISIÈME OBSERVATION.

Le nommé Chevalier Claude, âgé de soixante-quatre ans, entra, le 21 mai 1830, à l'hôpital St-Antoine pour s'y faire traiter d'une fracture du col du fémur. Quoique cet homme fût dans les conditions les plus défavorables au succès du traitement (doué d'une force musculaire très grande et d'un embonpoint excessif), nous n'hésitâmes pas à lui appliquer notre appareil, persuadé qu'un échec dans ce cas, si nous l'avions éprouvé, n'aurait pu être attribué à l'imperfection de notre procédé. Tous les chirurgiens qui ont vu le malade n'ont élevé aucun doute sur l'existence de la fracture, sur le lieu qu'elle occupait, et sur les difficultés que nous aurions à surmonter. Nous nous conduisîmes pour en faire l'application comme il a été dit plus haut. On plaça d'abord la ceinture, puis la guêtre. Cette pièce de l'appareil, ayant déjà servi aux deux malades qui font le sujet des observations précédentes, était en très mauvais état. N'en possédant pas d'autre dans le moment, je dus la faire servir. Mon intention était de la remplacer promptement, mais des circonstances imprévues firent qu'elle est restée jusqu'à la guérison.

Pendant toute la durée du traitement, il ne se présenta rien de particulier. Les compresses graduées, placées sous les sous-cuisses, furent souvent renouvelées, et l'élastique extenseur tendu chaque fois qu'il nous parut relâché.

La consolidation de l'os étant complète le soixantième jour, on enleva l'appareil : le membre avait recouvré sa longueur normale.

La compression exercée par la guêtre, qui avait été un peu trop serrée, avait amené la formation d'escarres légères autour du pied. Cet accident qui, dans le principe, ne paraissait pas devoir entraver la convalescence de notre blessé, prit bientôt un caractère beaucoup plus grave. Forcé de m'absenter de Paris pour quelque temps, ce malade fut confié aux soins d'un élève externe de l'hospice. Ce jeune homme, pour hâter la chute des escarres, cessa brusquement la compression qui était établie depuis long-temps autour du pied, et la remplaça par des applications de cataplasmes de farine de lin. L'humidité, la chaleur de ce topique long-temps continué, amenèrent le relâchement des parties molles. Les liquides qui, auparavant, ne pouvaient y arriver, n'éprouvant plus aucune résistance à leur abord, s'y précipitèrent. De là, l'engorgement du pied, la formation d'abcès qui apportèrent un retard considérable au rétablissement de cet homme. Nous sommes convaincu qu'une compression douce, égale, continuée jusqu'à la guérison des escarres, en s'opposant à l'afflux des liquides dans les parties molles, aurait prévenu les accidens qui ne sont survenus qu'après l'abandon que l'on a fait de ce moyen curatif. Nous avons dû regretter beaucoup de n'avoir pu changer la guêtre, comme nous en avions eu le désir, mais surtout de n'avoir pu suivre ce malade exactement. Nous sommes persuadé qu'avec un peu de précaution, il nous aurait été facile d'éviter ces accidens.

RÉFLEXIONS.

La consolidation des fractures du col du fémur, se faisant toujours attendre long-temps, il en résulte constamment une grande rigidité dans l'articulation du genou : il est très difficile et quelquefois même impossible de la faire disparaître. Les mouvemens de flexion étant nuls ou presque nuls, la progression reste extrêmement pénible et très fatigante. Ne pourrait-on pas prévenir cet accident grave au moyen d'un lit brisé sous le jarret? Sa confection ne présenterait aucune difficulté. La sangle divisée transversalement dans sa largeur, sous le jarret, serait réunie au moyen de deux charnières. La partie correspondante au pied du lit se mouvrait sur l'autre portion solidement attachée à l'encadrement du bois de lit, à la manière d'une trappe. Fixée à l'aide de crochets ou par tout autre moyen, on la tiendrait baissée toutes les fois qu'on imprimerait au membre des mouvemens de flexion et d'extension, et pendant tout le temps qu'on jugerait convenable de le laisser dans la flexion.

Tous les jours on ferait exécuter à l'extrémité cassée, alternativement, des mouvemens de flexion et d'extension. On aurait la précaution d'appliquer une main sur la cuisse malade qui se trouverait ainsi invariablement fixée à sa place, pendant qu'avec l'autre on effectuerait sans danger les mouvemens ci-dessus indiqués. On opérerait doucement, lentement et par degrés : le chirurgien, bien entendu, se chargerait seul de l'exécution. L'opération terminée, la jambe serait ramenée dans l'extension, ou bien laissée dans la flexion, si la solidité de l'os était assez avancée pour ne donner aucune crainte d'une rechute.

Nous sommes persuadé que l'on doit arriver à un succès complet, si l'on suit exactement les indications que nous venons de présenter.

Académie Royale de Médecine.

RAPPORT

LU ET ADOPTÉ EN SÉANCE DE L'ACADÉMIE,

LE 27 JUILLET 1830.

MESSIEURS,

L'Académie nous a chargés, messieurs Gorsse, Richerand, Ivan, Ribes et moi, de lui rendre compte d'un manuscrit ayant pour titre: *Mémoire sur un nouvel appareil pour guérir les fractures du col du fémur*, lu à l'Académie dans sa séance du 13 avril 1830. Nous allons nous acquitter de ce devoir.

L'appareil proposé par l'auteur du mémoire se compose de plusieurs pièces; les unes sont destinées à exercer la contre-extension, les autres à produire l'extension. La pièce principale, sur laquelle doivent agir les moyens de contre-extension, est une ceinture large de six à sept pouces, bien rembourrée et recouverte d'une peau fine sur la face qui doit être appliquée sur les os du bassin.

De la partie postérieure de cette ceinture, et à la distance de trois pouces et demi à quatre pouces l'un de l'autre, partent deux sous-cuisses également rembourrés et larges de deux travers de doigt, destinés à venir s'attacher à deux boucles qui, lorsque le bandage est en position, doivent correspondre aux anneaux inguinaux. Près du bord supérieur, et latéralement, sont cousues deux bandes de cuir très solides et larges de trois travers de doigt, pour aller s'arrêter, en longeant le corps du malade, aux deux montans qui soutiennent le dossier du lit au niveau des matelas.

Immédiatement au-dessous et sur la face externe de la ceinture, sont deux autres bandes de cuir dirigées en arrière dans la direction de la ceinture; elles vont se fixer à deux boucles attachées aux traverses latérales du bois de lit.

L'extension se fait au moyen 1° d'une guêtre bien rembourrée que l'on maintient autour du pied et du bas de la jambe, par des boucles et des courroies fixées sur le côté externe. Le sous-pied doit être très large et très fort. Sur le bord et au centre de la partie de la guêtre qui recouvre le dessus du pied, est cousue une double lanière. 2° D'une tige métallique longue d'un pied et demi, à peu près, courbée en quart de cercle dans son tiers supérieur, et terminée par un bouton auquel vient s'attacher cette double lanière, comme sur la guêtre, qui est destinée à retenir le pied dans sa rectitude naturelle; cette tige est fixée au moyen de plusieurs vis à la traverse qui se trouve au pied du bois de lit, du côté du membre malade;

3° Enfin d'une forte bande élastique, attachée pendant la durée du traitement, par une de ses extrémités, au sous-pied de la guêtre, et par l'autre, à la partie moyenne de la tige métallique au moyen de rubans cousus aux quatre angles.

M. Gresely se sert d'un lit ordinaire; il suffit que l'encadrement soit plus long que le corps du malade. Il doit former un plan légèrement incliné de la tête aux pieds.

On peut voir que, lorsque cet appareil est appliqué, les courroies partant de la ceinture fixent le corps aussi fortement qu'on le désire au chevet du lit, tandis que l'extension se fait graduellement, et d'une manière constante et continue, au moyen de la bande élastique qui, partant du sous-pied, s'attache à la partie moyenne de la tige métallique. Le renversement du pied dans un sens quelconque est empêché par les lanières qui, partant de la partie supérieure de la guêtre, vont s'attacher au bouton de la même tige.

L'auteur de ce mémoire cherche à démontrer l'utilité du moyen qu'il propose. Il lui attribue tous les avantages attachés aux machines de Dessault et de M. le professeur Boyer, moins les inconvéniens. Il prétend par ce moyen produire l'extension et la contre-extension dans la direction du membre fracturé, et que les sous-cuisses placés parallèlement à l'axe du tronc, en divisant sur deux points les forces de la contre-extension qui se trouvent ainsi répandues sur toute l'étendue du bassin, ne causent qu'une gêne légère incapable d'amener des accidens.

M. Gresely fait observer qu'il ne suffit pas que, pendant tout le traitement, le membre soit tenu à sa longueur naturelle, mais qu'il faut, au contraire, produire une élongation d'environ un demi-pouce, afin que, lorsque les muscles reprendront leur action, les ligamens alongés plusieurs mois par les moyens de traction auxquels ils ont été soumis, venant à reprendre leur longueur première, ne laissent pas apercevoir un raccourcissement que leur élongation a masqué pendant le traitement.

L'auteur propose ce bandage pour la fracture du col du fémur, mais il est également applicable à la fracture du corps de cet os, peut-être même avec plus d'avantage, en ce que, dans ce dernier cas, les deux fragmens peuvent être retenus en contact par le moyen d'un bandage circulaire, dont l'action nous paraît nécessaire, en même temps que l'appareil produit l'extension; tandis que, lorsqu'il existe une fracture au col du fémur, tout bandage circulaire devient inutile, son action ne pouvant s'exercer sur un des fragmens (1).

L'idée de produire la contre-extension au moyen de liens fixés au chevet du lit n'est pas nouvelle; les ouvrages de Petit, Heister, Dessault lui-même, en fournissent la preuve. Mais ces procédés, entièrement abandonnés, étaient remplacés par les appareils de Dessault et de M. le professeur Boyer, dont tous les chirurgiens ont apprécié les grands avantages, quoique conservant encore des inconvéniens (2).

Nous ne parlerons pas du double plan incliné, au moyen duquel on a obtenu des succès non

---

(1) Nous avons annoncé, page 27, de notre Mémoire, que notre appareil convenait également dans les fractures du corps du fémur et même des os de la jambe. Nous nous empressons aussi de reconnaître avec l'auteur de ce rapport que l'on doit arriver à la guérison exacte de ces fractures, plus sûrement qu'à celles du col du fémur, par la facilité que l'on éprouve à maintenir en contact les extrémités des os au moyen d'un bandage circulaire.

(2) L'idée de produire la contre-extension en attachant les malades au chevet du lit n'est pas nouvelle, il est vrai; mais il n'existe, comme il est facile de s'en convaincre, aucune parité entre les procédés tout-à-fait défectueux que l'on mettait en usage autrefois, tombés en désuétude depuis long-temps, et celui que nous soumettons au jugement de nos confrères.

contestés; mais il n'a aucun rapport avec l'appareil dont nous rendons compte.

Construit sur ces premiers principes, l'appareil de M. Gresely n'en a pas les désavantages. La ceinture passée sur les os du bassin, ne comprime ni les viscères abdominaux, ni les organes thoraciques.

Les courroies de cuir qui la fixent au chevet du lit ne se relâchent pas facilement, et pourraient au besoin être tendues de nouveau sans causer de secousses aux malades. La bande élastique, qui s'attache au sous-pied de la guêtre, exerce une traction continue qui s'oppose à toute rétraction, et les sous-cuisses n'agissant qu'en raison de la traction exercée par la bande élastique, ne produisent pas d'excoriation, suite ordinaire d'une pression trop forte. Toutes les parties sur lesquelles agissent les moyens de contre-extension n'éprouvent pas une égale compression ; le membre fracturé fixé au pied du lit éprouve une traction incomparablement plus forte que celui du côté opposé qui reste libre. Le bassin ne tarde pas à se porter, même contre la volonté du malade, du côté où le membre est fixé. Ainsi, la pression exercée par le sous-cuisse, de ce côté, est beaucoup plus forte que celle du côté opposé.

Cependant, la force agissant sur les deux côtés, quoique plus obliquement et plus faiblement sur le côté sain, doit être moins considérable que lorsqu'elle agit seulement du côté où la fracture a eu lieu.

Cet appareil a été appliqué trois fois ; la première application a eu lieu le 2 novembre 1825, sur une femme âgée de soixante-sept ans, forte et bien constituée, qui se fractura le col du fémur droit par suite d'une chute sur cette partie. L'application fut faite par l'auteur en présence du docteur Michelin. La femme, aujourd'hui bien portante, ne présente aucun raccourcissement, ni aucune difformité notable dans la partie fracturée; mais elle éprouve un peu de raideur dans le genou droit qui gêne la progression. L'auteur attribue cet inconvénient aux craintes exagérées de la malade, de voir sa fracture se renouveler. Mais la traction et l'immobilité, exercées pendant plusieurs mois sur une personne âgée et dont les articulations ont déjà contracté un peu de rigidité, ne sont-elles pas la vraie cause de cette raideur qu'on observe pendant long-temps sur des sujets moins avancés en âge à la suite des appareils à extension permanente (1).

(1) Si l'on admet que l'âge avancé et l'absence pendant plusieurs mois de tout mouvement dans le membre fracturé sont les causes vraies de la rigidité qui s'est manifestée, on

Les deux autres applications ont eu lieu en 1830. L'une sur un homme de trente-trois ans, chez lequel se renouvela, dans une rixe, une fracture du corps du fémur, guérie avec un raccourcissement de six lignes. Ce malade a été guéri en soixante jours. Pendant le traitement, le membre avait acquis sa longueur naturelle; mais lorsque l'extension a cessé, il a repris le raccourcissement qu'il avait après le premier traitement.

Le troisième malade est encore en traitement à l'hôpital St-Antoine; il est au soixantième jour de l'application de l'appareil; le membre fracturé présente un peu plus de longueur que l'autre; le blessé ne souffre pas et n'a jamais éprouvé de grandes douleurs.

Ce malade est guéri aujourd'hui. L'appareil est levé depuis quatre jours; il n'existe aucun raccourcissement.

Cet appareil exerce, comme nous l'avons déjà dit, une action extensive continue; les parties sur

---

doit reconnaître aussi que l'obstination que notre malade a montrée à ne vouloir se livrer à aucun exercice, long-temps après la guérison, a dû augmenter beaucoup la raideur de l'articulation, et faire évanouir toutes les chances de succès qui pouvaient nous rester.

lesquelles il porte souffrent peu de son application, dont on peut régler la force au gré du malade, par le moyen de l'élastique qui le fixe au pied du lit.

La commission pense qu'il a des avantages sur les autres appareils à extension permanente employés jusqu'à ce jour dans les cas où les blessés peuvent rester à poste fixe, dans l'endroit où l'accident est arrivé. On conçoit en effet combien cet appareil deviendrait embarrassant dans les grands transports des blessés, comme cela se montre sur les champs de bataille ou dans les évacuations forcées. Dans ces cas, on n'a qu'un petit espace à donner à chaque blessé, et les cadres, qui font partie essentielle de cet appareil, occuperaient une place beaucoup trop grande, dont on dispose plus avantageusement en faveur des autres blessés. Dans ces cas, les appareils ordinaires, et surtout celui qu'emploie M. Larrey, nous paraissent mériter la préférence (1).

---

(1) Nous n'avons jamais prétendu, comme la commission semble le faire entendre, que notre appareil, tel qu'il est confectionné, pût servir dans les grands transports des blessés; mais nous espérons qu'à l'aide des modifications que nous lui avons fait subir, il pourra remplir avantageusement les indications qu'on se propose dans ces graves circonstan-

M. Collette a soutenu en janvier 1830, à la faculté de médecine de Paris, une thèse qui contient la description et la lithographie d'un appareil, presque entièrement semblable à celui dont nous rendons compte, qui a été employé plusieurs fois avec avantage par notre confrère, M. Amussat. Ces deux appareils sont construits sur les mêmes principes; ils ne diffèrent que par quelques parties de détail que nous croyons être à l'avantage de celui de M. Gresely (1).

Nous avons l'honneur de vous proposer de voter des remerciemens à l'auteur, et d'envoyer le mémoire et le dessin qui y est joint à la commission de publication, afin de l'insérer par ex-

---

ces. Ce sera le sujet d'un nouveau Mémoire que nous comptons soumettre dans peu au jugement de nos confrères.

(1) Monsieur le rapporteur, en citant la thèse de M. Collette, soutenue à la faculté de médecine de Paris, en janvier 1830, et qui contient la description d'un appareil presque semblable au nôtre, qui a été employé par M. le docteur Amussat, a très probablement oublié de traiter la question de priorité qui se présentait tout naturellement. Il lui était excessivement facile d'établir nos droits de premier inventeur, puisqu'il avait entre les mains des pièces qui constatent que nous avons fait l'application de notre appareil en 1825, tandis que notre honorable confrère, M. le docteur Amussat, n'en fit usage pour la première fois que quelques années après.

trait dans les actes de l'Académie, si elle le juge convenable.

Signé Yvan.

Gorsse.

Ribes.

Gimelle, rapporteur.

Lu et approuvé en séance de l'Académie, le 27 juillet 1830.

Le secrétaire annuel de l'Académie,

Signé Adelon.

Pour copie conforme :

Le secrétaire perpétuel de l'Académie,

Pariset.

EXPLICATION DE LA PREMIÈRE PLANCHE.

Appareil pour exercer l'extension continuelle des membres inférieurs.

FIGURE 1re.

Ceinture de peau vue par sa face externe, large de six à sept pouces, épaisse d'un pouce et demi à-peu-près, bien rembourrée, et assez longue pour entourer la partie supérieure du bassin.

a a a. Côté externe de la ceinture.

b b. Courroies pour fixer la ceinture autour du corps.

c c. Boucles qui servent au même usage.

d d. Bandes fixées à la ceinture près son bord supérieur, longues et fortes ; elles servent à la contre-extension.

e e. Autres bandes, fixées au-dessous des précédentes, et dans un sens opposé, pour retenir le bassin à la même place.

f f. Sous-cuisses bien rembourrés, fixés au bord inférieur de la ceinture.

g g. Extrémité des sous-cuisses dégarnie et percée de trous pour recevoir l'ardillon d'une boucle.

h h. Boucles pour retenir les sous-cuisses.

FIGURE 2e.

Bande élastique assez forte pour produire l'alongement du membre.

a a. Bande élastique vue de face.

b. b. Cordons pour attacher la bande ci-dessus au sous-pied de la guêtre.

c c. Autres cordons pour fixer la même bande élastique au corps de la tige métallique.

FIGURE 3e.

a a. Guêtre vue par son côté externe.

b b b b b b. Courroies pour fixer la guêtre autour du pied.

c c c c c c. Boucles dans lesquelles passent les courroies ci-dessus.

d d. Sous-pied de la guêtre.

e e. Cordons que l'on attache à l'extrémité supérieure de la tige métallique, pour retenir le pied dans sa rectitude naturelle.

FIGURE 4e.

Tige métallique longue de vingt pouces à-peu-près, recourbée à une de ses extrémités en quart de cercle, et aplatie à l'autre.

a a. Tiges vues de face et de profil.

b b. Extrémité inférieure, aplatie, percée de quatre trous, pour recevoir des vis d'attache.

c c. Vis d'attache.

d d. Extrémité supérieure terminée par un bouton.

FIGURE 5e.

a a. Boucle à un seul ardillon que l'on fixe au montant du bois de lit, du côté du chevet.

b b. Cuir pour fixer la boucle au bois de lit, au moyen de clous ou de vis.

EXPLICATION DE LA DEUXIÈME PLANCHE.

APPAREIL APPLIQUÉ.

a a. Le membre malade étendu.

b b. La ceinture en place.

c c c. Boucles dans lesquelles s'engagent l'extrémité des courroies qui fixent la ceinture autour du corps.

d d. Boucles dans lesquelles s'engagent l'extrémité des sous-cuisses.

e e e. Sous-cuisses.

f f. Bande pour opérer la contre-extension.

g. Boucle pour retenir la bande ci-dessus.

h h. Courroie pour fixer le bassin invariablement à la même place.

j j. Boucle dans laquelle se passe l'extrémité de la courroie ci-dessus;

k. La guêtre appliquée.

l l. Boucles dans lesquelles s'engagent les courroies qui fixent la guêtre autour du pied.

m. Cordons de l'extrémité de la guêtre attachés au sommet de la tige métallique.

n. Sous-pied de la guêtre.

o. Élastique pour servir à l'extension continuelle.

p p. Cordons pour fixer la bande élastique à la tige métallique.

q. Autres cordons qui fixent la même bande au sous-pied de la guêtre.

r r. Tige métallique fixée au pied du lit.

s. Plaque de la tige, et vis d'attache.

t. Extrémité supérieure de la tige terminée par un bouton.

Planche 2e

Lith. Claus J.e et C.ie Boul.d S.t Denis, 18.

Planche 1.ère

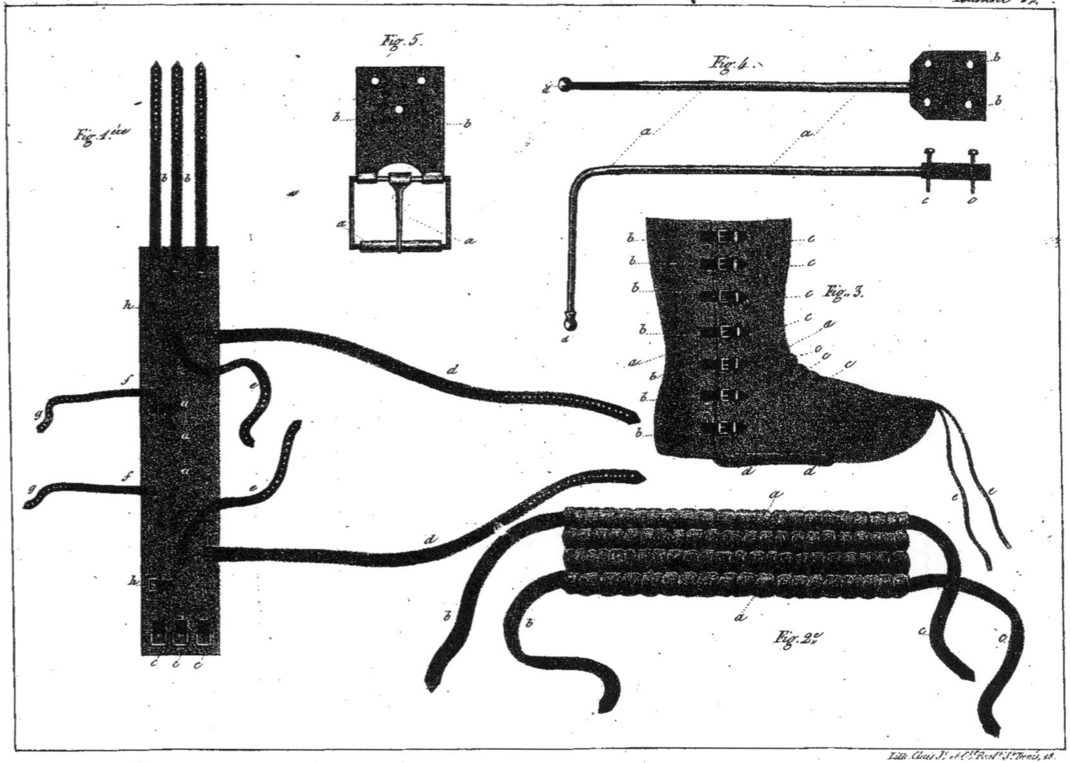

Fig. 1.ère
Fig. 2.e
Fig. 3.
Fig. 4.
Fig. 5.

Lith. Claus J.e et C.ie Boul.d S.t Denis, 18.

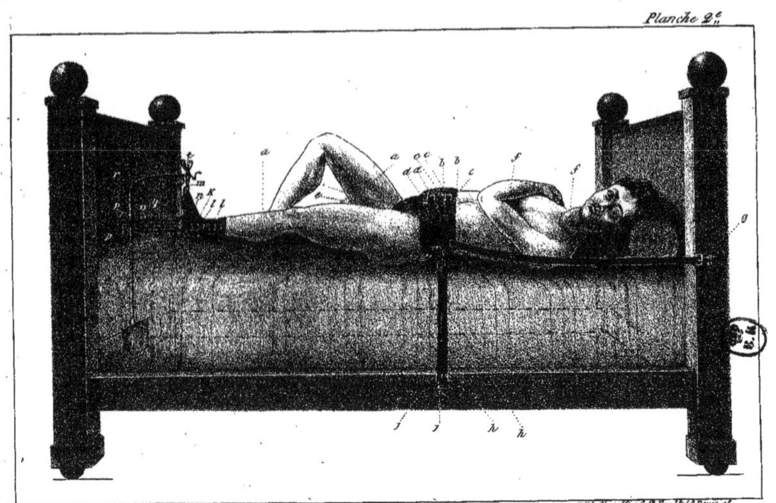

www.ingramcontent.com/pod-product-compliance
Ingram Content Group UK Ltd.
Pitfield, Milton Keynes, MK11 3LW, UK
UKHW020359220726
13923UKWH00004B/1660